CAMBIO CLIMÁTICO

AGRADECIMIENTO

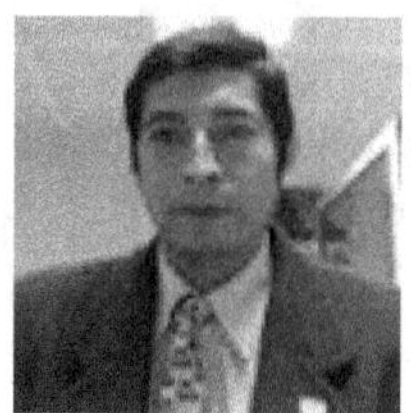

**Mi nombre es Jorge Sarango
Soy Licenciado en Ciencias
Empresario y Escritor de
libros como   CAMBIO
CLIMÁTICO
Mi Agradecimiento Y
Dedicatoria a mis 4 hijas
Silvana, Evelin. Lorena
y Bea .**

ÍNDICE

CAMBIO CLIMÁTICO

Soluciones:

INTRODUCCIÓN

En esta obra magistral, el autor Jorge Sarango, un Licenciado en Ciencias, empresario destacado y experimentado escritor, sumerge al lector en un análisis exhaustivo del cambio climático.

A través de páginas que destilan conocimiento y conciencia, Sarango presenta una narrativa cautivadora que va más allá de la descripción superficial del fenómeno; es un viaje profundo hacia la comprensión, las implicaciones y, sobre todo, las soluciones.

Desde el principio, el autor establece un tono reflexivo y agradecido, dedicando esta obra a sus cuatro hijas, proporcionando una dimensión personal a la urgencia del tema.

Su narrativa se despliega de manera natural, comenzando con una mirada íntima a las finanzas personales y su relación intrínseca con el cambio climático.

A medida que avanza, cada capítulo se convierte en un pilar esencial que sostiene el edificio conceptual de la obra.

La estructura del libro abarca desde los fundamentos científicos que respaldan la existencia del cambio climático hasta el análisis detallado del impacto global, explorando cómo las emisiones de gases de efecto invernadero desempeñan un papel crucial en este fenómeno.

Pero Sarango no se detiene allí; desglosa las consecuencias en distintos sectores, desde los ecosistemas hasta la agricultura, las zonas costeras y la infraestructura, arrojando luz sobre desafíos y oportunidades únicas.

Lo que hace que esta obra sea verdaderamente única es su enfoque en las soluciones.

El autor no solo identifica problemas; propone estrategias tangibles y sostenibles para la mitigación y adaptación.

Desde la promoción de energías renovables hasta la exploración de políticas ambientales globales, Sarango presenta un compendio completo de enfoques prácticos.

A medida que la obra llega a su conclusión, el lector se ve envuelto en reflexiones finales que sirven como llamado a la acción colectiva.

Este no es solo un libro para informarse; es una guía esencial para aquellos que buscan comprender, actuar y ser agentes de cambio en la lucha contra el cambio climático.

Con innovación, conciencia y una perspectiva sostenible, Sarango nos guía hacia un futuro donde la responsabilidad ambiental se convierte en un imperativo global.

CAPÍTULO 1 ENTENDIENDO EL CAMBIO CLIMÁTICO

En el primer capítulo de "Cambio Climático - Soluciones", Jorge Sarango nos sumerge en el complejo y fascinante mundo del cambio climático con una introducción cautivadora.

El objetivo principal de este capítulo inicial es sentar las bases para una comprensión más profunda de un fenómeno que trasciende las fronteras geográficas y afecta a todos los aspectos de nuestras vidas.

El autor comienza abordando la esencia misma del cambio climático, desentrañando las complejas interacciones entre la atmósfera, los océanos, la tierra y los sistemas biológicos.

Utiliza un lenguaje claro y accesible para desmitificar términos científicos, permitiendo que lectores de todos los niveles de conocimiento aborden el tema con confianza.

Se exploran los conceptos fundamentales, desde el efecto invernadero hasta el aumento de las concentraciones de gases de efecto invernadero y su relación con las actividades humanas.

Jorge Sarango destaca la importancia de comprender que el cambio climático no es simplemente un fenómeno natural, sino un proceso exacerbado por las acciones humanas, especialmente la quema de combustibles fósiles y la deforestación.

Además, el autor aborda la noción de variabilidad climática y cómo se distingue del cambio climático.

Explica cómo los patrones meteorológicos pueden variar naturalmente, pero el cambio climático implica alteraciones a largo plazo en las condiciones atmosféricas y climáticas, con consecuencias significativas para el planeta y sus habitantes.

A lo largo del capítulo, Sarango también destaca la importancia de la evidencia científica que respalda la existencia del cambio climático.

Se exploran estudios, mediciones y modelos climáticos que han sido fundamentales para comprender la magnitud del fenómeno y prever sus impactos futuros.

En resumen, el capítulo 1 establece un sólido fundamento conceptual para que el lector comprenda la naturaleza y las causas subyacentes del cambio climático.

Con un enfoque claro y didáctico, Jorge Sarango logra transmitir información compleja de manera accesible, invitando al lector a adentrarse en un tema crucial que define el rumbo de nuestro planeta y nuestras vidas.

CAPÍTULO 2 EL IMPACTO GLOBAL

En el segundo capítulo de "Cambio Climático - Soluciones", Jorge Sarango nos lleva a un viaje detallado por las repercusiones globales del cambio climático.

Este capítulo sirve como una ventana amplia y profunda que permite vislumbrar cómo el fenómeno afecta a nuestro planeta en su totalidad, extendiendo sus tentáculos a todos los rincones del globo.

Sarango comienza por destacar cómo el cambio climático no es un fenómeno aislado que solo afecta ciertas regiones geográficas, sino que tiene un impacto global que se manifiesta de diversas maneras.

Examina cambios en los patrones climáticos, como el aumento de temperaturas promedio, eventos climáticos extremos más frecuentes y la acidificación de los océanos.

El autor aborda cómo estas alteraciones afectan no solo a la naturaleza sino también a las comunidades humanas.

Describe de manera vívida cómo el aumento del nivel del mar amenaza a las zonas costeras, cómo la desertificación afecta a las comunidades agrícolas y cómo los eventos climáticos extremos, como huracanes y sequías, generan impactos devastadores en la vida cotidiana de las personas.

El capítulo también se adentra en la relación entre el cambio climático y la seguridad alimentaria, señalando cómo las variaciones climáticas pueden poner en riesgo la producción de alimentos y desencadenar crisis alimentarias en diferentes partes del mundo.

Sarango destaca cómo el impacto global del cambio climático trasciende las fronteras nacionales, enfatizando la interconexión de las naciones en un mundo cada vez más interdependiente.

Los fenómenos climáticos no respetan límites geopolíticos, lo que subraya la necesidad de un enfoque colaborativo y global para abordar estos desafíos.

A medida que avanza el capítulo, el lector se sumerge en una comprensión más profunda de la magnitud de las consecuencias globales del cambio climático.

Jorge Sarango utiliza ejemplos concretos y datos impactantes para ilustrar la realidad tangible de estos impactos, construyendo así un argumento convincente sobre la urgencia de actuar a nivel mundial para mitigar los efectos adversos del cambio climático.

Es necesario hacer conciencia del impacto y sus causas como también proporciona una visión panorámica del impacto global del cambio climático, conectando los puntos entre los cambios climáticos y sus consecuencias en todo el mundo.

Sarango destaca la necesidad de comprender la naturaleza interconectada de estos fenómenos para abordar eficazmente los desafíos que se presentan a escala global.

CAPÍTULO 3 EVIDENCIA CIENTÍFICA

En el tercer capítulo de "Cambio Climático - Soluciones", Jorge Sarango nos sumerge en el robusto mundo de la evidencia científica que respalda la existencia y la magnitud del cambio climático.

Este capítulo sirve como un cimiento crucial para comprender la seriedad del fenómeno, basándose en investigaciones, estudios y observaciones que han sido fundamentales para el consenso científico actual.

El autor comienza abordando las mediciones y observaciones que respaldan la idea de un cambio climático en curso.

Desde el análisis de temperaturas globales hasta la medición de concentraciones de gases de efecto invernadero, Sarango destaca cómo los científicos han utilizado una variedad de herramientas y técnicas para recopilar datos a lo largo del tiempo, revelando tendencias alarmantes.

Se exploran los registros históricos, desde los datos de temperatura recopilados durante décadas hasta la información contenida en capas de hielo que proporciona una ventana única al pasado climático de la Tierra.

Estos registros históricos ofrecen pruebas tangibles de que las condiciones actuales son excepcionales y están fuera de la norma histórica.

El capítulo también aborda los modelos climáticos, herramientas esenciales para proyectar cómo podrían evolucionar las condiciones climáticas en el futuro.

Sarango destaca cómo estos modelos, construidos sobre la base de datos históricos y principios científicos sólidos, han sido fundamentales para prever tendencias y evaluar posibles escenarios futuros.

Se explora la contribución humana al cambio climático, centrándose en la relación directa entre las actividades humanas y el aumento de las concentraciones de gases de efecto invernadero.

Sarango destaca la importancia de comprender este vínculo para abordar de manera efectiva las causas fundamentales del cambio climático.

Además, el capítulo aborda el consenso científico, destacando cómo la abrumadora mayoría de los científicos en el campo respalda la idea de que el cambio climático es real y está siendo impulsado en gran medida por las actividades humanas.

Este consenso, respaldado por organizaciones científicas a nivel mundial, subraya la urgencia de actuar.

En resumen, proporciona una inmersión profunda en la evidencia científica detrás del cambio climático.

Jorge Sarango presenta datos concretos, registros históricos y modelos climáticos para construir un caso convincente sobre la realidad del fenómeno, estableciendo así las bases para abordar de manera efectiva sus impactos y trabajar hacia soluciones sostenibles.

Temperaturas Globales:

Los datos recopilados por instituciones como la NASA y la Administración Nacional Oceánica y Atmosférica (NOAA) muestran un aumento sostenido de las temperaturas globales desde finales del siglo XIX.

Concentraciones de CO2:

Las mediciones directas en estaciones de monitoreo, como

Mauna Loa en Hawái, han registrado un aumento constante en las concentraciones de dióxido de carbono (CO_2) en la atmósfera.

Registros Históricos:

Capas de Hielo:

Los núcleos de hielo perforados en lugares como la Antártida y Groenlandia proporcionan registros históricos detallados de las concentraciones atmosféricas y las temperaturas a lo largo de los siglos.

Anillos de Árboles:

El estudio de anillos de árboles (dendrocronología) ofrece una visión de las condiciones climáticas pasadas, incluyendo patrones de lluvia, sequías y temperaturas.

Modelos Climáticos:

Modelos del Panel Intergubernamental sobre Cambio Climático (IPCC):

El IPCC utiliza una variedad de modelos climáticos para proyectar escenarios futuros basados en diferentes niveles de emisiones de gases de efecto invernadero.

Modelos Regionales:

Para evaluar el impacto a nivel regional, se utilizan modelos climáticos más detallados que tienen en cuenta características geográficas específicas.

Estos son solo ejemplos generales, y los datos específicos pueden variar según la fuente y la región geográfica.

Para obtener la información más actualizada y precisa, es recomendable consultar fuentes científicas confiables y las últimas investigaciones en el campo del cambio climático, que revisaremos más adelante.

CAPÍTULO 4 EL ROL DE LAS EMISIONES DE GASES DE EFECTO INVERNADERO

En el cuarto capítulo de "Cambio Climático - Soluciones", Jorge Sarango explora con detalle el papel crucial que desempeñan las emisiones de gases de efecto invernadero (GEI) en el calentamiento global y el cambio climático.

Este capítulo sirve como una exploración exhaustiva de cómo las actividades humanas, en particular la quema de combustibles fósiles y otras prácticas industriales, contribuyen significativamente al aumento de estos gases en la atmósfera.

Sarango comienza proporcionando una descripción detallada de los principales gases de efecto invernadero, destacando su capacidad para atrapar el calor en la atmósfera y contribuir al fenómeno del efecto invernadero.

Se centra especialmente en gases como el dióxido de carbono (CO_2), metano (CH_4) y óxidos de nitrógeno (NO_x), explicando cómo su presencia en la atmósfera ha aumentado significativamente debido a las actividades humanas.

Se exploran las fuentes de estas emisiones, desde la quema de carbón, petróleo y gas natural hasta la deforestación y la agricultura intensiva.

Sarango destaca cómo la industrialización y el crecimiento económico han llevado a un aumento exponencial de las emisiones, creando un desequilibrio en el ciclo natural del carbono.

El capítulo también aborda la importancia de las mediciones precisas de las emisiones, destacando los esfuerzos de la comunidad científica para monitorear y cuantificar las emisiones de GEI a nivel global.

Se mencionan iniciativas como el Inventario de Gases de Efecto Invernadero de las Naciones Unidas (UNFCCC) que proporcionan datos fundamentales para comprender la magnitud del problema.

Sarango presenta casos de estudio específicos que ilustran cómo ciertas industrias y actividades humanas contribuyen de manera desproporcionada a las emisiones de GEI.

Esto incluye tanto la quema de combustibles fósiles como las prácticas agrícolas que liberan metano, resaltando la diversidad de fuentes que deben abordarse para mitigar eficazmente el problema.

El capítulo concluye resaltando la necesidad urgente de reducir las emisiones de gases de efecto invernadero para estabilizar el clima global.

Se enfatiza la importancia de la transición hacia fuentes de energía más sostenibles, la conservación de los bosques y prácticas agrícolas más eficientes como elementos esenciales para abordar este desafío.

En resumen, el capítulo 4 proporciona una inmersión profunda en el papel crítico de las emisiones de gases de efecto invernadero en el cambio climático, ofreciendo un análisis detallado de las fuentes, las mediciones y la

necesidad urgente de reducir estas

emisiones para preservar nuestro

planeta.

CAPÍTULO 5 EFECTOS EN LOS ECOSISTEMAS

En el quinto capítulo de "Cambio Climático - Soluciones", Jorge Sarango se sumerge en los impactos directos que el cambio climático tiene sobre los diversos ecosistemas de nuestro planeta.

Este capítulo busca explorar cómo las alteraciones en el clima global afectan la biodiversidad, los ciclos naturales y la salud general de los ecosistemas terrestres y acuáticos.

Sarango comienza analizando cómo los cambios en las temperaturas y los patrones climáticos afectan la distribución de las especies.

Muchos organismos dependen de condiciones climáticas específicas para su supervivencia, y el cambio climático puede llevar a desplazamientos geográficos, afectando la dinámica de las comunidades biológicas.

Se explora también el impacto en los hábitats naturales, especialmente en áreas delicadas como los arrecifes de coral, las selvas tropicales y los ecosistemas polares.

La acidificación de los océanos, el deshielo de los glaciares y eventos climáticos extremos amenazan la estabilidad de estos entornos, poniendo en riesgo la biodiversidad que albergan.

El capítulo aborda la interconexión de los ecosistemas y cómo perturbaciones en un área pueden tener efectos dominó en otras.

Se menciona la importancia de los servicios ecosistémicos, como la polinización de cultivos, la purificación del agua y la regulación del clima, y cómo estos están amenazados por los cambios en los patrones climáticos.

Sarango destaca la vulnerabilidad de ciertos grupos de especies, como los polinizadores y los animales adaptados a entornos específicos, resaltando cómo el cambio climático puede acelerar la extinción de estas especies.

Además, se explora la relación entre el cambio climático y la propagación de enfermedades en los ecosistemas.

Con temperaturas más cálidas y patrones climáticos alterados, se crean condiciones propicias para la proliferación de enfermedades transmitidas por vectores, como el dengue o la malaria.

El capítulo concluye destacando la necesidad imperante de conservación y adaptación en los ecosistemas para preservar la biodiversidad y garantizar la resiliencia frente a los desafíos del cambio climático.

Sarango resalta la importancia de políticas y acciones a nivel global para proteger estos sistemas vitales para la salud del planeta.

En resumen, proporciona una exploración detallada de cómo el cambio climático afecta los ecosistemas, subrayando la interconexión de la biodiversidad y la importancia de la conservación para garantizar la salud y la sostenibilidad de nuestros entornos naturales.

CAPÍTULO 6 IMPACTO EN LA AGRICULTURA

En el sexto capítulo de "Cambio Climático - Soluciones", Jorge Sarango aborda de manera minuciosa el impacto del cambio climático en la agricultura, un sector crítico que sustenta la seguridad alimentaria global.

Este capítulo se sumerge en cómo las variaciones en las condiciones climáticas afectan la producción agrícola, la calidad de los cultivos y la estabilidad de los sistemas alimentarios.

Sarango comienza examinando cómo el aumento de las temperaturas, los patrones climáticos impredecibles y los eventos climáticos extremos afectan directamente los ciclos de cultivo.

Estos cambios pueden provocar alteraciones en las estaciones de crecimiento, afectando la disponibilidad de agua y la duración de los periodos de cultivo, lo que a su vez impacta la productividad agrícola.

Se exploran también los riesgos relacionados con fenómenos climáticos extremos, como inundaciones, sequías y tormentas, que pueden provocar pérdidas masivas de cultivos.

Sarango destaca cómo estos eventos extremos no solo afectan la cantidad sino también la calidad de los productos agrícolas, comprometiendo la seguridad alimentaria y la economía de las comunidades agrícolas.

El autor aborda específicamente la influencia del cambio climático en la distribución de plagas y enfermedades.

Con climas más cálidos y cambios en los patrones de lluvia, ciertas plagas pueden expandir su rango geográfico, afectando la salud de los cultivos y aumentando la necesidad de pesticidas, lo que, a su vez, tiene implicaciones para el medio ambiente y la salud humana.

Sarango destaca cómo estas presiones climáticas pueden exacerbar las disparidades en la producción agrícola entre diferentes regiones, agravando la inseguridad alimentaria y creando desafíos adicionales para el acceso equitativo a los recursos alimentarios.

El capítulo no solo resalta los desafíos, sino que también explora estrategias de adaptación y mitigación.

Se mencionan prácticas agrícolas sostenibles, como la agricultura de conservación y la diversificación de cultivos, que pueden ayudar a aumentar la resiliencia de los sistemas agrícolas frente al cambio climático.

En la conclusión del capítulo, Sarango destaca la necesidad de políticas agrícolas globales y locales que fomenten la sostenibilidad y la resiliencia.

Además, se enfatiza la importancia de la investigación continua y la aplicación de tecnologías innovadoras para abordar los desafíos cambiantes que enfrenta la agricultura en un mundo afectado por el cambio climático.

En resumen, proporciona una visión integral del impacto del cambio climático en la agricultura, destacando los desafíos y presentando estrategias prácticas para garantizar la seguridad alimentaria en un entorno climático cambiante.

CAPÍTULO 7 DESAFÍOS PARA LAS ZONAS COSTERAS

En el séptimo capítulo de "Cambio Climático - Soluciones", Jorge Sarango examina detalladamente los desafíos específicos que el cambio climático plantea para las zonas costeras del planeta.

Este capítulo destaca cómo la elevación del nivel del mar, eventos climáticos extremos y otros impactos relacionados con el cambio climático afectan de manera única a estas regiones críticas.

Sarango comienza explorando el fenómeno de la elevación del nivel del mar, atribuida principalmente al derretimiento de los glaciares y los casquetes polares, así como a la expansión térmica del agua oceánica.

Destaca cómo esta elevación afecta directamente las zonas costeras, provocando inundaciones más frecuentes, erosionando las playas y amenazando la infraestructura cercana.

El capítulo aborda cómo los eventos climáticos extremos, como tormentas y huracanes, se vuelven más intensos y frecuentes debido al cambio climático.

Sarango ilustra cómo estas tormentas pueden tener consecuencias devastadoras en las zonas costeras, generando inundaciones, daños a la infraestructura y pérdida de vidas y propiedades.

Además, se examina la interconexión entre el cambio climático y la acidificación de los océanos.

La absorción de dióxido de carbono por los océanos no solo contribuye al cambio climático, sino que también afecta la química del agua, amenazando la vida marina y los ecosistemas costeros.

Sarango destaca cómo estas amenazas tienen ramificaciones significativas para las comunidades humanas que dependen de las zonas costeras para su sustento y estilo de vida.

La pérdida de hábitats costeros, la amenaza a la pesca y la agricultura costera, así como la migración forzada de comunidades enteras, son problemas críticos que se abordan en este capítulo.

El autor explora también estrategias de adaptación y mitigación, desde la construcción de infraestructuras resilientes hasta la restauración de manglares y la gestión sostenible de la costa.

Estas soluciones buscan no solo proteger a las comunidades costeras, sino también preservar la rica biodiversidad asociada a estos ecosistemas.

El capítulo concluye destacando la necesidad urgente de acciones coordinadas a nivel global y local para abordar los desafíos específicos que enfrentan las zonas costeras.

Se enfatiza la importancia de la planificación estratégica, la inversión en infraestructuras resilientes y la promoción de prácticas sostenibles para garantizar la supervivencia y prosperidad de estas regiones en un contexto de cambio climático.

En resumen, proporciona una visión profunda y completa de los desafíos que enfrentan las zonas costeras debido al cambio climático, destacando tanto los impactos actuales como las estrategias potenciales para abordar estos desafíos de manera efectiva.

CAPÍTULO 8 ADAPTACIÓN Y RESILIENCIA

En el octavo capítulo de "Cambio Climático - Soluciones", Jorge Sarango se sumerge en el crucial tema de la adaptación y la resiliencia.

Este capítulo aborda cómo las comunidades, los gobiernos y las instituciones pueden prepararse y responder de manera efectiva a los impactos del cambio climático, buscando no solo sobrevivir a los desafíos, sino también prosperar en un entorno en constante cambio.

Sarango comienza explorando el concepto de adaptación, que implica ajustar las prácticas y las estructuras existentes para hacer frente a las nuevas condiciones climáticas.

Se destacan estrategias específicas de adaptación, como la construcción de infraestructuras más resistentes a eventos climáticos extremos, la implementación de prácticas agrícolas más sostenibles y la planificación urbana que tiene en cuenta el aumento del nivel del mar.

El capítulo se adentra en la importancia de la resiliencia, entendida como la capacidad de las comunidades y los sistemas para resistir, recuperarse y adaptarse a los impactos del cambio climático. Sarango destaca la necesidad de construir resiliencia no solo a nivel individual y comunitario, sino también a nivel institucional y gubernamental.

Se exploran ejemplos de comunidades que han implementado medidas exitosas de adaptación y resiliencia, desde la construcción de defensas costeras hasta la diversificación de fuentes de ingresos para reducir la vulnerabilidad económica.

El capítulo también aborda la importancia de la planificación a largo plazo y la toma de decisiones informada por la ciencia en la construcción de resiliencia.

Se destaca la necesidad de considerar escenarios futuros y desarrollar políticas que aborden de manera proactiva los riesgos climáticos.

Sarango enfatiza la necesidad de la participación comunitaria en los procesos de toma de decisiones, asegurando que las soluciones sean culturalmente apropiadas y que reflejen las necesidades específicas de cada comunidad.

Además, el autor explora cómo la resiliencia no es solo una respuesta a eventos climáticos extremos, sino también un enfoque integral para abordar desafíos más amplios, como la pobreza, la desigualdad y la degradación ambiental.

El capítulo concluye destacando la interconexión entre la adaptación, la resiliencia y la mitigación de emisiones.

Sarango subraya que, aunque es crucial adaptarse a los impactos actuales y futuros del cambio climático, también es esencial abordar las causas fundamentales del problema para construir un futuro sostenible.

En resumen, proporciona una exploración exhaustiva de las estrategias de adaptación y resiliencia, destacando su importancia en la construcción de sociedades y sistemas capaces de enfrentar los desafíos del cambio climático.

CAPÍTULO 9 MITIGACIÓN DE EMISIONES

En el noveno capítulo de "Cambio Climático - Soluciones", Jorge Sarango se adentra en la mitigación de emisiones, explorando estrategias y soluciones clave para abordar las causas fundamentales del cambio climático.

Este capítulo se centra en reducir las emisiones de gases de efecto invernadero (GEI) para mitigar el calentamiento global y limitar los impactos adversos en el clima.

Sarango comienza examinando las principales fuentes de emisiones de GEI, destacando la quema de combustibles fósiles como una de las principales contribuyentes.

Se explora la importancia de realizar transiciones hacia fuentes de energía más limpias y sostenibles, como la energía renovable, la eficiencia energética y la electrificación de sectores como el transporte.

El capítulo aborda la necesidad de políticas y regulaciones efectivas para impulsar la mitigación de emisiones.

Sarango destaca la importancia de establecer marcos legales y económicos que incentiven la reducción de emisiones a nivel industrial, gubernamental e individual.

Se mencionan herramientas como los impuestos al carbono y los sistemas de comercio de emisiones como medidas eficaces.

La importancia de la conservación de los bosques y la reforestación se destaca como una estrategia clave para mitigar las emisiones.

Los bosques actúan como sumideros de carbono, absorbiendo CO_2 de la atmósfera, y su preservación es esencial para mantener el equilibrio del ciclo del carbono.

Se exploran tecnologías emergentes y prácticas innovadoras que pueden contribuir a la mitigación de emisiones.

Sarango destaca la captura y almacenamiento de carbono, así

como la transición hacia una economía circular que reduzca los residuos y la dependencia de recursos no renovables.

El capítulo también aborda la importancia de la educación y la concienciación pública en la mitigación de emisiones.

Sarango resalta cómo la comprensión generalizada de la importancia de reducir las emisiones puede impulsar cambios en el comportamiento individual y colectivo.

Se examinan ejemplos de comunidades y países que han implementado con éxito estrategias de mitigación de emisiones, proporcionando lecciones aprendidas y buenas prácticas que pueden ser replicadas en otros lugares.

El capítulo concluye destacando la urgencia de actuar en la mitigación de emisiones para evitar los peores escenarios del cambio climático.

Sarango subraya que, si bien la adaptación es esencial, la mitigación es fundamental para abordar la raíz del problema y construir un futuro sostenible.

En resumen, proporciona una visión integral de las estrategias y soluciones clave para la mitigación de emisiones, destacando la necesidad de acciones decisivas a nivel global, gubernamental e individual para abordar eficazmente el cambio climático.

CAPÍTULO 10 ESTRATEGIAS RENOVABLES

En el décimo capítulo de "Cambio Climático - Soluciones", Jorge Sarango se sumerge en el tema de las energías renovables, explorando estrategias clave para transformar nuestro sistema energético y reducir la dependencia de combustibles fósiles.

Este capítulo se centra en la transición hacia fuentes de energía más sostenibles y limpias.

Sarango comienza analizando la importancia de las energías renovables, como la solar, eólica, hidroeléctrica y geotérmica, como alternativas a los combustibles fósiles.

Se destaca su capacidad para generar electricidad de manera más limpia y sostenible, reduciendo las emisiones de gases de efecto invernadero.

El capítulo explora cómo la tecnología ha avanzado en el campo de las energías renovables, haciendo que estas fuentes sean más eficientes y accesibles.

Sarango destaca la importancia de invertir en investigación y desarrollo para mejorar la eficiencia y reducir los costos asociados con la adopción de estas tecnologías.

Se examinan también los desafíos y las oportunidades asociadas con la integración de energías renovables en la red eléctrica.

Sarango aborda la intermitencia de fuentes como la solar y eólica, destacando la necesidad de soluciones de almacenamiento de energía y redes eléctricas inteligentes para garantizar un suministro constante y estable de electricidad.

El capítulo aborda la importancia de las políticas gubernamentales para impulsar la adopción de energías renovables.

Sarango destaca incentivos financieros, subsidios y regulaciones que fomenten la inversión en infraestructuras renovables y la transición hacia una matriz energética más sostenible.

La descentralización de la producción de energía se presenta como una estrategia clave.

Sarango explora cómo la generación de energía a nivel local, a través de instalaciones solares domésticas o parques eólicos comunitarios, puede aumentar la resiliencia y reducir la dependencia de grandes infraestructuras centralizadas.

El capítulo también destaca la importancia de la educación y la concienciación pública en la adopción de energías renovables.

Sarango resalta cómo la comprensión de los beneficios ambientales y económicos de estas fuentes de energía puede motivar la participación ciudadana y la demanda de políticas más sostenibles.

En la conclusión del capítulo, se enfatiza la necesidad de un compromiso global para acelerar la transición hacia las energías renovables como parte integral de la lucha contra el cambio climático.

En resumen, proporciona una visión completa de las estrategias renovables, destacando tanto los beneficios ambientales como los desafíos asociados con la adopción de fuentes de energía más sostenibles y limpias.

CAPÍTULO 11 POLÍTICAS AMBIENTALES

En el undécimo capítulo de "Cambio Climático - Soluciones", Jorge Sarango aborda el crucial tema de las políticas ambientales.

Este capítulo explora cómo las decisiones gubernamentales y las políticas a nivel nacional e internacional pueden desempeñar un papel fundamental en la mitigación y adaptación al cambio climático.

Sarango comienza analizando la importancia de establecer políticas ambientales sólidas y efectivas que aborden las causas fundamentales del cambio climático.

Se destaca la necesidad de marcos legales que regulen las emisiones, promuevan la eficiencia energética y fomenten la transición hacia fuentes de energía más sostenibles.

El capítulo explora cómo las políticas pueden incentivar la adopción de tecnologías limpias y la inversión en energías renovables.

Sarango destaca la importancia de los subsidios, incentivos fiscales y regulaciones que fomenten la innovación y la adopción masiva de soluciones más sostenibles.

Se examinan los desafíos asociados con la formulación e

implementación de políticas ambientales.

Sarango destaca la necesidad de superar las barreras políticas, económicas y sociales para garantizar la efectividad de las políticas climáticas.

El capítulo aborda la importancia de la cooperación internacional en la formulación de políticas ambientales.

Se explora cómo los acuerdos y tratados internacionales pueden facilitar la colaboración entre países para abordar problemas climáticos globales.

Se destaca la importancia de la participación ciudadana en la formulación de políticas, subrayando cómo la conciencia pública y la presión pueden influir en la toma de decisiones a nivel gubernamental.

El capítulo también aborda la importancia de políticas que aborden no solo la mitigación de emisiones, sino también la adaptación a los impactos del cambio climático.

Sarango destaca la necesidad de enfoques integrales que aborden tanto las causas como las consecuencias del cambio climático.

En la conclusión del capítulo, se enfatiza la necesidad de políticas ambientales ambiciosas y bien ejecutadas para abordar efectivamente el cambio climático.

Sarango resalta la importancia de la rendición de cuentas y la revisión continua de políticas para garantizar su efectividad a lo largo del tiempo.

En definitiva , es proporcionar una visión profunda de cómo las políticas ambientales pueden desempeñar un papel fundamental en la respuesta al cambio climático, destacando tanto los desafíos como las oportunidades asociadas con la formulación e implementación de políticas

efectivas.

CAPÍTULO 12 INNOVACIÓN TECNOLÓGICA

En el duodécimo capítulo de "Cambio Climático - Soluciones", Jorge Sarango explora el tema de la innovación tecnológica y su papel en abordar el cambio climático.

Este capítulo se centra en cómo las nuevas tecnologías y enfoques innovadores pueden ser fundamentales para reducir las emisiones, aumentar la resiliencia y encontrar soluciones sostenibles para los desafíos climáticos.

Puntos destacados del capítulo:

Tecnologías de Energía Limpia:

Sarango aborda las tecnologías emergentes en el campo de la energía limpia, incluyendo avances en paneles solares, turbinas eólicas, almacenamiento de energía y sistemas de energía renovable más eficientes.

Captura y Almacenamiento de Carbono (CAC):

Se explora la tecnología de captura y almacenamiento de carbono como una estrategia para reducir las emisiones de las industrias más intensivas en carbono, como las plantas de energía y las instalaciones industriales.

Tecnologías de Construcción Sostenible:

Sarango destaca las innovaciones en la construcción sostenible, incluyendo materiales de construcción ecológicos, diseño de edificios eficientes desde el punto de vista energético y tecnologías que reducen la huella de carbono en la industria de la construcción.

Tecnologías para la Agricultura Sostenible:

Se exploran innovaciones en agricultura, como sistemas de agricultura de precisión, técnicas de cultivo regenerativo y tecnologías que reducen la dependencia de pesticidas y fertilizantes químicos.

Blockchain y Tecnologías de Información:

Sarango destaca cómo la tecnología blockchain y las soluciones de información pueden desempeñar un papel en la gestión sostenible de recursos, la trazabilidad de la cadena de suministro y la transparencia en las acciones climáticas.

Movilidad Sostenible:

El capítulo aborda las tecnologías emergentes en el sector del transporte, como vehículos eléctricos, sistemas de transporte público eficientes y soluciones de movilidad compartida.

Inteligencia Artificial (IA) y Modelos Predictivos:

Se explora cómo la inteligencia artificial y los modelos predictivos pueden ayudar en la gestión y mitigación de desastres naturales, la optimización de la eficiencia energética y la toma de decisiones basada en datos para abordar problemas climáticos.

Enfoque en la Implementación Práctica:

El capítulo no solo se centra en las innovaciones tecnológicas, sino también en cómo estas tecnologías pueden implementarse prácticamente a nivel local, nacional e internacional.

Sarango destaca la importancia de la colaboración entre gobiernos, empresas y comunidades para adoptar y escalar soluciones tecnológicas efectivas.

El capítulo concluye subrayando la importancia de la continua innovación tecnológica como parte integral de la respuesta global al cambio climático.

Se destaca la necesidad de apoyo financiero, colaboración internacional y un enfoque integral que integre soluciones tecnológicas con cambios en políticas y comportamientos.

En resumen, proporciona una visión completa de cómo la innovación tecnológica puede ser un catalizador clave para abordar el cambio climático, destacando las tecnologías específicas y su aplicación práctica en diversos sectores.

CAPÍTULO 13 ECONOMÍA SOSTENIBLE

En el decimotercer capítulo de "Cambio Climático - Soluciones", Jorge Sarango profundiza en el tema de la economía sostenible.

La economía sostenible busca satisfacer las necesidades actuales sin comprometer la capacidad de las futuras generaciones para satisfacer las suyas.

Sarango explora cómo este enfoque implica repensar la relación entre el crecimiento económico, la equidad social y la salud ambiental.

El capítulo se sumerge en la posibilidad de desvincular el crecimiento económico del aumento de las emisiones de gases de efecto invernadero.

Se discuten estrategias que permitan el desarrollo económico sin un aumento proporcional en la emisión de carbono, como la transición hacia fuentes de energía renovable y la eficiencia energética.

La economía circular, que promueve la reutilización, el reciclaje y la reducción de residuos, es otro punto clave.

Se exploran prácticas empresariales que buscan minimizar la generación de residuos y promover la responsabilidad extendida del productor.

Sarango destaca la importancia de reconocer y valorar los servicios proporcionados por los ecosistemas, como la polinización de cultivos y la regulación del clima.

Este enfoque puede influir en las decisiones económicas al considerar el impacto ambiental de las actividades humanas.

El capítulo aborda cómo una economía sostenible debe tener en cuenta la inclusión social y la reducción de desigualdades.

Sarango destaca prácticas empresariales y políticas gubernamentales que promueven la equidad y la participación comunitaria.

Además, se enfoca en la inversión en bienes comunes globales, como la salud del océano y la biodiversidad, y cómo las decisiones económicas pueden influir en la gestión sostenible de estos recursos compartidos a nivel mundial.

A lo largo del capítulo, se presentan ejemplos prácticos de empresas y comunidades que han adoptado modelos económicos sostenibles con éxito, ilustrando cómo las prácticas sostenibles pueden ser económicamente viables y socialmente beneficiosas.

Se abordan los desafíos asociados con la transición hacia una economía sostenible, como la resistencia a los cambios en los modelos de negocio tradicionales y la necesidad de políticas gubernamentales que fomenten prácticas sostenibles.

Sin embargo, también se destacan las oportunidades para la innovación, la creación de empleo en sectores sostenibles y la mejora del bienestar general.

El capítulo concluye resaltando la necesidad de una transformación profunda en la forma en que concebimos y practicamos la economía, enfatizando que una economía sostenible es esencial para garantizar un futuro equitativo y saludable para las generaciones venideras.

Definición de Economía Sostenible:

Sarango comienza definiendo la economía sostenible como un enfoque que busca satisfacer las necesidades presentes sin comprometer la capacidad de las generaciones futuras para satisfacer sus propias necesidades.

Se explora cómo esta perspectiva implica reconsiderar la relación entre el crecimiento económico, la equidad social y la salud ambiental.

Desvinculación del Crecimiento Económico y las Emisiones:

Se analiza la posibilidad de desvincular el crecimiento económico del aumento de las emisiones de gases de efecto invernadero.

Sarango destaca estrategias que permiten el desarrollo económico sin un aumento proporcional en la emisión de carbono, como la transición hacia fuentes de energía renovable y la eficiencia energética.

Economía Circular y Gestión de Residuos:

El capítulo explora cómo la economía circular, que promueve la reutilización, el reciclaje y la reducción de residuos, puede contribuir a la sostenibilidad. Se discuten prácticas empresariales que buscan minimizar la generación de residuos y promover la responsabilidad extendida del productor.

Valoración de Servicios Ecosistémicos:

Sarango destaca la importancia de reconocer y valorar los servicios proporcionados por los ecosistemas, como la polinización de cultivos, la purificación del agua y la regulación del clima.

Este enfoque puede influir en las decisiones económicas al considerar el impacto ambiental de las actividades humanas.

Inclusión Social y Reducción de Desigualdades:

Se aborda cómo una economía sostenible debe tener en cuenta la inclusión social y la reducción de desigualdades.

Sarango destaca prácticas empresariales y políticas gubernamentales que promueven la equidad, la justicia social y la participación comunitaria en la toma de decisiones.

Inversión en Bienes Comunes Globales:

El capítulo destaca la necesidad de invertir en bienes comunes globales, como la salud del océano y la biodiversidad.

Se explora cómo las decisiones económicas pueden influir en la gestión sostenible de estos recursos compartidos a nivel mundial.

Ejemplos :

Empresas de Energías Renovables:

Empresas que se dedican a la generación de energía a partir de fuentes renovables, como solar y eólica, representan un ejemplo tangible de economía sostenible.

Estas empresas no solo contribuyen a la reducción de emisiones, sino que también

promueven la innovación tecnológica en el sector energético.

Empresas de Economía Circular:

Organizaciones que adoptan prácticas de economía circular, como reciclaje y reutilización de materiales, reduciendo así la generación de residuos y minimizando el impacto ambiental.

Agricultura Sostenible:

Empresas agrícolas que implementan prácticas sostenibles, como la agricultura de conservación, el cultivo regenerativo y la utilización de tecnologías agrícolas avanzadas para reducir el uso de agroquímicos y mejorar la eficiencia.

Inversiones en Conservación de Bienes Comunes Globales:

Fondos de inversión que destinan recursos a la conservación de bienes comunes globales, como la protección de bosques tropicales, la preservación de la biodiversidad y la gestión sostenible de recursos hídricos.

Desafíos:

Resistencia al Cambio:

La transición hacia una economía sostenible a menudo enfrenta resistencia de industrias arraigadas en modelos económicos tradicionales.

Superar esta resistencia y fomentar la adopción generalizada de prácticas sostenibles es un desafío clave.

Coordinación Internacional:

La naturaleza global del cambio climático y la economía sostenible requiere una coordinación efectiva entre países.

Los desafíos geopolíticos y las diferencias en las prioridades pueden obstaculizar la implementación de medidas sostenibles a nivel global.

Costos Iniciales:

Muchas prácticas sostenibles pueden tener costos iniciales más altos antes de que los beneficios a largo plazo se materialicen.

La financiación y el apoyo gubernamental son esenciales para superar esta barrera.

Educación y Concienciación:

La falta de comprensión generalizada sobre la importancia de la economía sostenible puede ser un obstáculo.

La educación y la concienciación son fundamentales para obtener el apoyo necesario de la sociedad.

Oportunidades:

Innovación y Nuevos Mercados:

La transición hacia la sostenibilidad abre nuevas oportunidades de mercado.

Las empresas que lideran la innovación sostenible pueden ganar ventajas competitivas y contribuir al crecimiento económico.

Creación de Empleo:

Sectores como las energías renovables, la eficiencia energética y la gestión sostenible de recursos pueden generar empleo.

La creación de nuevas oportunidades laborales es una

ventaja tangible de la economía sostenible.

Colaboración Público-Privada:

La colaboración entre el sector público y privado para desarrollar e implementar políticas sostenibles puede ser una oportunidad para abordar desafíos comunes y crear soluciones más efectivas.

Reputación y Responsabilidad Social Corporativa:

Las empresas que adoptan prácticas sostenibles pueden mejorar su reputación y atraer a consumidores conscientes del medio ambiente.

La responsabilidad social corporativa se ha convertido en una oportunidad estratégica para las empresas.

Estos ejemplos ilustran la complejidad y la multidimensionalidad de la transición hacia una economía sostenible, destacando la necesidad de abordar barreras mientras se aprovechan las oportunidades para un cambio positivo.

CAPÍTULO 14 EL PAPEL DE LA SOCIEDAD CIVIL

En este capítulo, Sarango explora la importancia de la sociedad civil en la respuesta al cambio climático y la promoción de prácticas sostenibles.

Resalta cómo la participación ciudadana, los movimientos sociales y las organizaciones no gubernamentales (ONG) juegan un papel vital en la influencia de políticas, la concienciación y la generación de cambios significativos.

Sarango destaca la relevancia de la participación activa de la sociedad civil en la toma de decisiones ambientales, destacando movimientos como Fridays for Future liderado por jóvenes activistas.

Además, examina el papel de las ONG ambientales en la defensa de políticas sostenibles y en la prestación de asistencia en la conservación.

El autor analiza cómo la sociedad civil puede influir en la responsabilidad corporativa, presionando a las empresas para adoptar prácticas más sostenibles y transparentes.

También se explora la capacidad de la sociedad civil para impulsar la innovación social en respuesta a desafíos ambientales.

Aunque la sociedad civil enfrenta desafíos como la fragmentación y la resistencia institucional,

Sarango destaca oportunidades como la colaboración con gobiernos y empresas, la movilización global y la innovación en soluciones locales.

Enfatiza cómo la participación activa de la sociedad civil fortalece los principios democráticos y contribuye a la búsqueda de soluciones sostenibles.

Participación Ciudadana:

Sarango destaca la importancia de la participación activa de los ciudadanos en la toma de decisiones relacionadas con el medio ambiente.

El capítulo explora cómo la sociedad civil puede presionar a los gobiernos y las empresas para adoptar prácticas más sostenibles.

Movimientos Sociales:

Se examinan movimientos sociales que han emergido en respuesta al cambio climático, como Fridays for Future liderado por jóvenes activistas.

Sarango destaca cómo estos movimientos pueden generar conciencia a nivel global y presionar a los líderes mundiales para que tomen medidas más audaces.

ONG Ambientales:

El capítulo aborda el papel de las ONG ambientales en la defensa de políticas sostenibles y en la prestación de asistencia directa en la conservación y protección del medio ambiente.

También se exploran ejemplos de campañas exitosas llevadas a cabo por estas organizaciones.

Responsabilidad Corporativa:

Sarango analiza cómo la sociedad civil puede influir en la responsabilidad corporativa, presionando a las empresas para que adopten prácticas más sostenibles y transparentes.

Las campañas de boicot y las acciones de divulgación son herramientas que se exploran en este contexto.

Innovación Social:

El capítulo resalta la capacidad de la sociedad civil para impulsar la innovación social en respuesta a desafíos ambientales.

Ejemplos incluyen proyectos comunitarios de energía renovable y la adopción de prácticas agrícolas sostenibles a nivel local.

Educación y Concienciación:

Sarango destaca el papel de la sociedad civil en la educación y concienciación pública sobre el cambio climático y las prácticas sostenibles.

La comprensión generalizada es esencial para generar apoyo y demanda de acciones ambientales.

Desafíos:

Fragmentación y Divergencias:

A pesar de los esfuerzos, la sociedad civil a veces puede estar fragmentada en sus objetivos y enfoques, lo que puede dificultar la formación de coaliciones fuertes y coherentes.

Resistencia Institucional:

La resistencia de ciertas instituciones o sectores a la

presión de la sociedad civil puede ser un desafío.

Algunas organizaciones pueden ser reacias a cambiar sus prácticas establecidas.

Acceso a Recursos:

La falta de recursos financieros y logísticos puede limitar la capacidad de la sociedad civil para llevar a cabo campañas efectivas y proyectos sostenibles.

Oportunidades:

Colaboración con Gobiernos y Empresas:

La sociedad civil tiene la oportunidad de colaborar con gobiernos y empresas para desarrollar y aplicar políticas sostenibles.

La creación de asociaciones puede ser clave para lograr un impacto significativo.

Movilización Global:

La sociedad civil puede movilizar a la población a nivel global, creando conciencia y presionando por cambios a través de la acción colectiva.

Innovación en Soluciones Locales:

La capacidad de la sociedad civil para implementar soluciones a nivel local, adaptadas a las necesidades específicas de las comunidades, puede servir como modelo para prácticas más amplias.

Fortalecimiento de la Democracia:

La participación activa de la sociedad civil fortalece los principios democráticos al exigir transparencia y responsabilidad en la toma de decisiones relacionadas con el medio ambiente.

CAPÍTULO 15 EDUCACIÓN AMBIENTAL

En este capítulo, Sarango explora la importancia de la educación ambiental como herramienta fundamental para abordar el cambio climático y promover prácticas sostenibles.

Se destaca cómo la educación contribuye a aumentar la conciencia pública sobre los problemas ambientales, empoderando a las personas con conocimientos y habilidades para comprender y abordar los desafíos ambientales.

El autor resalta el impacto positivo de la educación en la formación de ciudadanos informados y comprometidos.

Además, se examina cómo la educación ambiental puede influir en los comportamientos individuales y colectivos, fomentando prácticas más sostenibles en áreas como el consumo, la movilidad y la gestión de residuos.

Sarango profundiza en la importancia de la integración de la educación ambiental en los currículos escolares, haciendo hincapié en la necesidad de enseñar conceptos relacionados con el cambio climático desde una edad temprana.

También se resalta el papel crucial de programas extracurriculares y actividades comunitarias para fortalecer la educación ambiental.

El capítulo aborda desafíos como la falta de recursos y la necesidad de formación de docentes para garantizar la efectividad de los programas educativos.

Además, se exploran oportunidades que ofrece la tecnología, como recursos educativos en línea y herramientas interactivas, para mejorar la entrega de la educación ambiental y llegar a audiencias más amplias.

Sarango subraya el impacto a largo plazo de la educación ambiental, destacando cómo una sociedad más informada y educada puede influir en la formulación de políticas y en la adopción generalizada de prácticas sostenibles.

En conjunto, el capítulo resalta la educación como un elemento clave en la construcción de una sociedad comprometida con la sostenibilidad y la mitigación del cambio climático.

Conciencia y Comprensión:

Sarango resalta cómo la educación ambiental contribuye a aumentar la conciencia y comprensión de los problemas ambientales, incluido el cambio climático, entre estudiantes y la sociedad en general.

Empoderamiento:

El capítulo explora cómo la educación ambiental empodera a las personas al proporcionarles conocimientos y habilidades para comprender y abordar los desafíos ambientales.

Se destaca el papel de la educación en la formación de ciudadanos informados y comprometidos.

Cambios en el Comportamiento:

Sarango analiza cómo la educación puede influir en los comportamientos individuales y colectivos, fomentando prácticas más sostenibles en áreas como el consumo, la movilidad y la gestión de residuos.

Enfoque en la Educación Formal y No Formal:

Currículo Escolar:

El autor examina cómo la integración de la educación ambiental en los currículos escolares puede ser clave para alcanzar a las generaciones más jóvenes.

Se destaca la importancia de enseñar conceptos relacionados con el cambio climático desde una edad temprana.

Programas Extracurriculares y Comunitarios:

Además de la educación formal, Sarango destaca la relevancia de

programas extracurriculares y actividades comunitarias para fortalecer la educación ambiental.

Estos programas pueden abordar aspectos prácticos y fomentar la participación activa.

Desafíos y Oportunidades:

Falta de Recursos:

El capítulo aborda el desafío de la falta de recursos para implementar programas de educación ambiental efectivos.

La financiación y el apoyo gubernamental son cruciales para superar esta barrera.

Necesidad de Formación de Docentes:

Sarango destaca la importancia de la formación de docentes para garantizar que estén equipados para impartir educación ambiental de manera efectiva.

La capacitación puede ayudar a abordar la falta de conocimientos en este ámbito.

Potencial de la Tecnología:

Se exploran las oportunidades que ofrece la tecnología, como recursos educativos en línea y herramientas interactivas, para mejorar la entrega de la educación ambiental y llegar a audiencias más amplias.

Impacto a Largo Plazo:

El autor resalta que el impacto a largo plazo de la educación ambiental se traduce en una sociedad más informada, comprometida y capaz de abordar los desafíos del cambio climático.

También se destaca cómo las generaciones educadas pueden influir en la formulación de políticas y en la adopción de prácticas sostenibles en el futuro.

En resumen, subraya la importancia de la educación ambiental como herramienta fundamental para abordar el cambio climático y fomentar una sociedad más consciente y comprometida con la sostenibilidad.

CAPÍTULO 16 DESAFIOS Y OPORTUNIDADES EMPRESARIALES

En este capítulo, Sarango explora los desafíos y oportunidades empresariales en el contexto del cambio climático.

Se destaca cómo las empresas enfrentan nuevos retos pero también tienen la oportunidad de desempeñar un papel fundamental en la transición hacia prácticas más sostenibles.

A continuación, se presentan los puntos clave del capítulo :

El autor examina los desafíos que las empresas enfrentan al abordar el cambio climático, que incluyen la resistencia a cambiar modelos de negocio arraigados, la necesidad de inversiones iniciales significativas en sostenibilidad y la presión para cumplir con estándares ambientales más estrictos.

Sarango resalta la importancia de la responsabilidad corporativa y cómo las empresas pueden aprovechar la oportunidad de mejorar su imagen pública y atraer a consumidores conscientes del medio ambiente mediante la adopción de prácticas sostenibles.

Se exploran oportunidades específicas para las empresas en sectores como las energías renovables, la eficiencia energética y la gestión sostenible de recursos.

Sarango también destaca la innovación en productos y servicios como una oportunidad clave para las empresas que buscan destacar en un mercado cada vez más orientado hacia la sostenibilidad.

El autor subraya la relevancia de la colaboración entre empresas y la importancia de compartir mejores prácticas y conocimientos para abordar desafíos comunes.

Además, se resalta cómo las empresas pueden beneficiarse al anticipar y adaptarse a las regulaciones ambientales en evolución.

Sarango también examina la necesidad de transparencia en la divulgación de prácticas sostenibles por parte de las empresas y cómo esta transparencia puede afectar positivamente la percepción pública y la lealtad del consumidor.

En conjunto, el capítulo destaca que, si bien existen desafíos significativos para las empresas en el contexto del cambio climático, también hay oportunidades importantes para aquellas que adoptan enfoques proactivos y sostenibles.

La transición hacia prácticas empresariales más responsables y ecológicas no solo contribuye a la mitigación del cambio climático, sino que también puede ser una estrategia comercial beneficiosa a largo plazo.

Innovación y Desarrollo de Tecnologías Sostenibles:

La transición hacia prácticas más sostenibles crea oportunidades para la innovación y el desarrollo de nuevas tecnologías.

Las empresas que lideran en la creación de soluciones sostenibles pueden ganar ventajas competitivas significativas.

Mercado de Energías Renovables:

La creciente demanda de energía sostenible abre oportunidades en el mercado de energías renovables.

Las empresas que invierten en fuentes de energía limpia, como solar, eólica o hidroeléctrica, pueden no solo contribuir a la mitigación del cambio climático, sino también beneficiarse económicamente.

Eficiencia Energética:

Las empresas pueden encontrar oportunidades significativas al mejorar la eficiencia energética en sus operaciones.

Esto no solo reduce las emisiones de gases de efecto invernadero, sino que también puede resultar en ahorros financieros a largo plazo.

Gestión Sostenible de Recursos:

La adopción de prácticas sostenibles en la gestión de

recursos, como el agua y los materiales, no solo reduce el impacto ambiental, sino que también puede mejorar la eficiencia operativa y reducir costos.

Economía Circular:

La implementación de modelos de economía circular, que se centran en la reutilización y reciclaje de productos, abre oportunidades para nuevas líneas de negocio y la creación de productos con menor impacto ambiental.

Consumidores Conscientes del Medio Ambiente:

El cambio en las preferencias de los consumidores hacia productos y servicios sostenibles crea oportunidades para las empresas que adoptan prácticas respetuosas con el medio ambiente.

La construcción de una imagen de marca que prioriza la sostenibilidad puede atraer a una base de consumidores más amplia.

Colaboración y Alianzas:

La colaboración entre empresas, así como con organismos gubernamentales y organizaciones no gubernamentales, puede generar oportunidades para abordar desafíos comunes y desarrollar soluciones más efectivas.

Inversión Socialmente Responsable:

El creciente interés en la inversión socialmente responsable proporciona oportunidades para las empresas que demuestran un compromiso genuino con prácticas sostenibles.

Atraer inversores que valoran la responsabilidad ambiental puede ser beneficioso tanto financieramente como en términos de reputación.

Estas oportunidades resaltan que la adopción de prácticas empresariales sostenibles no solo es una respuesta ética al cambio climático, sino que también puede generar beneficios económicos a largo plazo y mejorar la posición competitiva de las empresas en un mercado en evolución.

CAPÍTULO 17: JUSTICIA CLIMÁTICA

En este capítulo sobre justicia climática, Jorge Sarango explora la intersección entre el cambio climático y las desigualdades sociales, destacando cómo ciertos grupos y comunidades son desproporcionadamente afectados por los impactos climáticos.

A continuación, se presentan los puntos clave:

Desigualdades en la Vulnerabilidad:

Sarango examina cómo las comunidades más vulnerables, a menudo caracterizadas por bajos ingresos y menos recursos, enfrentan de manera desproporcionada los impactos del cambio climático.

Estas comunidades pueden estar ubicadas en áreas propensas a eventos climáticos extremos o depender de sectores sensibles al clima, como la agricultura.

Se destaca la importancia de reconocer y abordar las desigualdades existentes en la capacidad de adaptación y resiliencia de diferentes grupos sociales.

La justicia climática implica garantizar que las respuestas al cambio climático no perpetúen ni exacerben las disparidades existentes.

Refugiados Climáticos:

El autor aborda el concepto de refugiados climáticos, personas que se ven obligadas a abandonar sus hogares debido a impactos climáticos, como el aumento del nivel del mar o eventos climáticos extremos.

Sarango destaca cómo estos desplazamientos a menudo afectan de manera desproporcionada a comunidades ya marginadas.

Responsabilidad Histórica:

Sarango discute la noción de responsabilidad histórica, que sostiene que las naciones que históricamente han contribuido más a las emisiones de gases de efecto invernadero tienen una mayor responsabilidad en la mitigación y adaptación al cambio climático.

Se explora cómo esta idea busca abordar las inequidades históricas en la contribución al problema.

Participación y Reconocimiento:

La justicia climática implica no sólo la distribución equitativa de los impactos y cargas, sino también la participación significativa de comunidades afectadas en la toma de decisiones.

Sarango destaca la importancia de reconocer y respetar los conocimientos y perspectivas locales en la formulación de políticas y estrategias climáticas.

Desafíos en la Implementación:

El capítulo aborda los desafíos prácticos y éticos en la implementación de medidas de justicia climática, incluida la necesidad de superar la resistencia política y la garantía de recursos adecuados para abordar las disparidades.

Llamado a la Acción:

Sarango concluye el capítulo con un llamado a la acción, destacando la urgencia de abordar las desigualdades climáticas y trabajar hacia soluciones que no solo sean efectivas desde el punto de vista ambiental, sino también justas y equitativas.

En resumen, el capítulo sobre justicia climática subraya cómo el cambio climático afecta de manera desigual a diferentes comunidades y destaca la importancia de abordar estas desigualdades en la búsqueda de soluciones efectivas y éticas.

La justicia climática se presenta como un principio fundamental para garantizar que la respuesta al cambio climático sea equitativa y respetuosa con los derechos humanos

CAPÍTULO 18 INFLUENCIA DE LA COMUNICACIÓN

En este capítulo, Sarango profundiza en la importancia de la comunicación en el contexto del cambio climático.

Destaca cómo la forma en que se presenta la información puede tener un impacto significativo en la percepción pública y la toma de decisiones.

Se explora la necesidad de una comunicación efectiva, utilizando datos claros, narrativas impactantes y mensajes accesibles para transmitir la urgencia del cambio climático.

El autor aborda los desafíos asociados con la complejidad del tema y la presencia de información contradictoria, así como la importancia de superar la apatía y la fatiga informativa en el público.

Se destaca el papel crucial de los medios de comunicación en la formación de la opinión pública sobre el cambio climático.

Además, se enfatiza la efectividad de comunicar a través de historias locales y conexiones personales, movilizando un mayor apoyo y acción.

Sarango subraya la responsabilidad de los comunicadores para transmitir información precisa y contextualizada, abordar la desinformación y proporcionar un marco ético en la comunicación climática.

También se explora cómo fomentar la participación del público, utilizando herramientas digitales y redes sociales para amplificar mensajes y abordar desafíos como la desinformación en línea.

El capítulo destaca la importancia continua de la educación sobre el cambio climático y concluye resaltando la necesidad de colaborar con comunicadores locales y adaptar los mensajes a contextos culturales específicos para una mayor efectividad.

En conjunto, Sarango enfatiza que la comunicación efectiva es fundamental para movilizar la acción y generar conciencia sobre el cambio climático, subrayando la necesidad de estrategias informadas y éticas para abordar este desafío global.

CAPÍTULO 19 COOPERACIÓN INTERNACIONAL

En este capítulo, Jorge Sarango explora el papel crucial de la cooperación internacional en la lucha contra el cambio climático.

A continuación se presentan los aspectos clave abordados en el capítulo:

Sarango destaca la naturaleza global del cambio climático y cómo las emisiones de gases de efecto invernadero no conocen fronteras.

En este contexto, la cooperación internacional se presenta como un elemento fundamental para abordar eficazmente los desafíos ambientales.

El capítulo explora la importancia de los acuerdos internacionales sobre el clima, como el Acuerdo de París, y cómo estos marcan hitos en los esfuerzos colectivos para reducir las emisiones y adaptarse a los impactos del cambio climático.

Sarango destaca la necesidad de cumplir y fortalecer estos acuerdos para lograr avances significativos.

Se aborda la financiación climática internacional y cómo los países desarrollados pueden desempeñar un papel crucial al proporcionar apoyo financiero a las naciones en desarrollo para abordar el cambio climático y adaptarse a sus impactos.

El autor destaca los desafíos asociados con la cooperación internacional, como las diferencias en los intereses y capacidades de los países.

A pesar de estos desafíos, Sarango enfatiza la necesidad de superar barreras y trabajar juntos en aras de un bien común global.

Se explora la importancia de la transferencia de tecnología y conocimientos entre países, especialmente de aquellos con capacidades avanzadas a aquellos que están en desarrollo.

Esta transferencia se presenta como esencial para facilitar la adopción de prácticas más sostenibles.

Sarango resalta la importancia de los esfuerzos conjuntos para abordar problemas ambientales transfronterizos, como la pérdida de biodiversidad y la degradación de ecosistemas.

La cooperación internacional se presenta como una herramienta para enfrentar estos desafíos de manera más efectiva.

En resumen, el capítulo enfatiza que la cooperación internacional es esencial para abordar el cambio climático, ya que ninguna nación puede enfrentar este desafío por sí sola.

La colaboración a nivel mundial, respaldada por acuerdos significativos y acciones coordinadas, se presenta como la clave para construir un futuro más sostenible y resiliente frente al cambio climático.

CAPÍTULO 20 RIESGOS Y ADAPTACIÓN EN LA INFRAESTRUCTURA

En este capítulo, Sarango se adentra en los riesgos asociados al cambio climático y la necesidad de adaptación en la infraestructura.

A continuación, se presentan los aspectos clave del capítulo sin títulos:

El autor destaca cómo la infraestructura, como edificios,

carreteras y sistemas de suministro de agua, está expuesta a una serie de riesgos relacionados con el cambio climático.

Eventos climáticos extremos, como inundaciones, tormentas y olas de calor, pueden tener impactos significativos en la infraestructura existente y futura.

Se explora la importancia de evaluar y comprender los riesgos climáticos en el diseño y la planificación de la infraestructura.

Esto implica considerar escenarios futuros y la posible intensificación de eventos climáticos extremos, así como la elevación del nivel del mar y otros factores.

Sarango aborda la necesidad de adaptar la infraestructura para hacer frente a los riesgos climáticos identificados.

Esto puede incluir la incorporación de medidas de resistencia climática, como sistemas de drenaje mejorados, mayor resistencia de los edificios y planificación urbana que tenga en cuenta la variabilidad climática.

Se destaca la importancia de la infraestructura resiliente, que es capaz de resistir, absorber y recuperarse de eventos climáticos extremos.

Esto implica no sólo abordar los riesgos existentes, sino también planificar considerando futuros escenarios climáticos.

El autor aborda la interconexión entre la infraestructura y la comunidad, destacando cómo la adaptación efectiva no solo protege la infraestructura física, sino que también salvaguarda las vidas y los medios de vida de las comunidades afectadas.

Sarango resalta los desafíos asociados con la adaptación de la infraestructura, incluida la necesidad de inversión financiera significativa, la coordinación entre sectores y la consideración de la equidad y la justicia climática en la planificación.

En resumen, el capítulo destaca la importancia crítica de abordar los riesgos climáticos y adaptar la infraestructura para garantizar la resiliencia frente al cambio climático.

La planificación y el diseño de infraestructuras que puedan resistir y adaptarse a los impactos climáticos son esenciales para

construir comunidades sostenibles
y preparadas para el futuro.

CAPÍTULO 21 INNOVACIÓN EN AGRICULTURA SOSTENIBLE

En este capítulo, Sarango se sumerge en el tema de la innovación en la agricultura sostenible.

A continuación, se presentan los aspectos clave del capítulo sin títulos:

El autor destaca la importancia crítica de la agricultura sostenible como respuesta al cambio climático y otros desafíos ambientales.

Aborda cómo las prácticas agrícolas convencionales a menudo contribuyen a la degradación del suelo, la pérdida de biodiversidad y las emisiones de gases de efecto invernadero.

Sarango explora cómo la innovación en la agricultura puede conducir a prácticas más sostenibles.

Esto incluye el desarrollo e implementación de tecnologías agrícolas avanzadas, prácticas de manejo del suelo y sistemas de cultivo que minimizan el impacto ambiental.

Se destaca la importancia de la investigación y el desarrollo en la promoción de la innovación agrícola sostenible.

La creación y adopción de variedades de cultivos resistentes al clima, técnicas de cultivo más eficientes y sistemas agroforestales son ejemplos de áreas donde la innovación puede marcar la diferencia.

Sarango aborda cómo la tecnología digital, como la agricultura de precisión y el uso de datos para la toma de decisiones, puede mejorar la eficiencia y sostenibilidad en la agricultura.

La innovación también puede incluir la implementación de prácticas agrícolas tradicionales y conocimientos indígenas que han demostrado ser sostenibles a lo largo del tiempo.

El autor destaca la importancia de la educación y capacitación en la promoción de prácticas agrícolas innovadoras.

La transferencia de conocimientos y habilidades a los agricultores puede facilitar la adopción de métodos más sostenibles.

Sarango aborda los desafíos asociados con la adopción

generalizada de prácticas agrícolas sostenibles, incluida la resistencia al cambio, la falta de acceso a recursos y la presión económica.

Se destaca la necesidad de políticas que respalden y fomenten la innovación en la agricultura.

En resumen, el capítulo destaca la importancia de la innovación en la agricultura sostenible como un medio para abordar los desafíos ambientales y alimentarios.

La adopción de prácticas agrícolas más sostenibles, impulsada por la innovación y respaldada por políticas efectivas, es esencial para garantizar la seguridad alimentaria y la resiliencia frente al cambio climático.

CAPÍTULO 22 HACIA UN FUTURO SOSTENIBLE

En el último capítulo, Sarango proyecta una visión hacia un futuro sostenible, abordando cómo la combinación de acciones individuales, empresariales y gubernamentales puede dar forma a un mundo más resiliente frente al cambio climático.

A continuación, se presentan los aspectos clave del capítulo sin títulos:

Sarango enfatiza la necesidad de un enfoque integral para lograr la sostenibilidad, integrando acciones en ámbitos como la energía, la agricultura, la infraestructura y el consumo.

Destaca cómo estas áreas están interconectadas y requieren soluciones holísticas.

Se explora el papel fundamental de la colaboración entre gobiernos, empresas, organizaciones no gubernamentales y la sociedad civil en la búsqueda de un futuro sostenible.

Sarango destaca cómo la cooperación y el diálogo son esenciales para superar los desafíos complejos asociados con el cambio climático.

El autor resalta la importancia de la participación ciudadana y el activismo en la promoción de políticas y acciones sostenibles.

Destaca cómo la presión pública puede influir en la toma de

decisiones y fomentar cambios significativos.

Sarango aborda la necesidad de políticas gubernamentales efectivas que respalden la transición hacia la sostenibilidad.

Esto incluye la implementación de regulaciones ambientales, incentivos para prácticas sostenibles y la promoción de energías renovables.

Se destaca la importancia de la educación continua sobre el

cambio climático y la sostenibilidad.

Sarango enfatiza cómo una sociedad informada es más propensa a adoptar prácticas sostenibles y a exigir cambios a nivel institucional.

El autor examina la importancia de la responsabilidad corporativa, destacando cómo las empresas pueden desempeñar un papel clave en la transición hacia la sostenibilidad.

La adopción de prácticas empresariales sostenibles no solo beneficia al medio ambiente, sino que también puede ser una estrategia comercial exitosa.

Sarango concluye el libro con un llamado a la acción, destacando que cada individuo, empresa y gobierno tiene un papel que desempeñar en la construcción de un futuro sostenible.

Subraya la urgencia de actuar ahora para abordar el cambio

climático y crear un mundo más equitativo y respetuoso con el medio ambiente.

En resumen, el capítulo hacia un futuro sostenible ofrece una visión optimista pero realista de cómo la colaboración, la responsabilidad y la acción coordinada pueden conducir a un mundo más sostenible y resiliente frente al cambio climático.

Recomendaciones y Acciones

Educación Ambiental:

Busca oportunidades para aprender más sobre el cambio climático y sus impactos.

Participa en cursos, talleres o conferencias sobre sostenibilidad.

Comparte la información adquirida con amigos, familiares y comunidades locales.

Prácticas Sostenibles en el Hogar:

Adopta prácticas de consumo consciente y reduce el desperdicio.

Opta por productos sostenibles y de comercio justo.

Mejora la eficiencia energética en el hogar y fomenta el uso de energías renovables.

Activismo y Participación Ciudadana:

Únete a organizaciones locales o nacionales que trabajen en temas ambientales.

Participa en actividades de voluntariado enfocadas en la conservación y sostenibilidad.

Ejerce tu derecho al voto y apoya a líderes comprometidos con la acción climática.

Promoción de la Sostenibilidad en el Trabajo:

Fomenta prácticas sostenibles en el lugar de trabajo.

Aboga por políticas corporativas responsables con el medio ambiente.

Participa en iniciativas de responsabilidad social corporativa.

Movilidad Sostenible:

Utiliza formas de transporte más sostenibles, como caminar, andar en bicicleta o utilizar el transporte público.

Considera opciones de vehículos eléctricos o compartidos.

Promueve la creación de infraestructuras amigables con el medio ambiente.

Apoyo a Iniciativas de Energía Renovable:

Investiga y apoya proyectos locales de energía renovable.

Considera la posibilidad de instalar paneles solares en tu hogar.

Participa en programas de eficiencia energética.

Reducción de la Huella de Carbono Personal:

Calcula tu huella de carbono y establece metas para reducirla.

Adopta una dieta más sostenible, reduciendo el consumo de carne y apoyando productos locales.

Reduce el uso de plásticos y fomenta el reciclaje.

Concienciación en Comunidades:

Organiza eventos locales de concienciación sobre el cambio climático.

Colabora con escuelas, empresas y organizaciones locales para implementar prácticas sostenibles.

Crea espacios para el diálogo y la acción comunitaria.

Apoyo a Iniciativas Internacionales:

Mantente informado sobre acuerdos internacionales sobre cambio climático.

Participa en campañas globales de concienciación.

Contribuye a organizaciones que trabajan en proyectos de sostenibilidad a nivel mundial.

Innovación y Emprendimiento Sostenible:

Apoya empresas y emprendimientos que tienen un enfoque sostenible.

Si eres emprendedor, busca oportunidades para desarrollar soluciones innovadoras para el cambio climático.

Participa en eventos y competiciones relacionadas con la sostenibilidad.

Recuerda que cada pequeña acción cuenta, y la combinación de esfuerzos individuales puede tener un impacto significativo en la lucha contra el cambio climático y la promoción de la sostenibilidad.

CONCLUSIÓN

En la conclusión, Jorge Sarango destaca la urgencia y la importancia de abordar el cambio climático para garantizar un futuro sostenible.

Habiendo explorado diversos aspectos, desde la ciencia del cambio climático hasta soluciones prácticas, el autor destaca la interconexión de los desafíos ambientales y la necesidad de acciones a nivel individual, empresarial y gubernamental.

Sarango enfatiza que la sostenibilidad no es solo una opción, sino una necesidad imperativa para preservar nuestro planeta y las generaciones futuras.

Hace un llamado a la acción, instando a los lectores a incorporar cambios significativos en sus vidas diarias, a abogar por políticas ambientales sólidas y a promover la conciencia climática en sus comunidades.

La conclusión del libro subraya la idea de que, aunque los desafíos del cambio climático son enormes, también lo son las oportunidades para la innovación, la colaboración y la construcción de un mundo más sostenible.

Sarango inspira a sus lectores a ser agentes de cambio, recordando que cada acción cuenta y que la responsabilidad de proteger nuestro entorno recae en todos nosotros.

En última instancia, la conclusión refleja una visión optimista y proactiva, enfocada en la construcción de un futuro donde la sostenibilidad y el equilibrio con la naturaleza sean prioridades fundamentales.